BEI GRIN MACHT SICH IHR WISSEN BEZAHLT

- Wir veröffentlichen Ihre Hausarbeit, Bachelor- und Masterarbeit

- Ihr eigenes eBook und Buch - weltweit in allen wichtigen Shops

- Verdienen Sie an jedem Verkauf

Jetzt bei www.GRIN.com hochladen und kostenlos publizieren

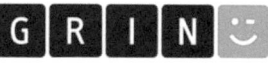

Benjamin Vaupel

Finanzierung der Ausbildungsstätten der Krankenhäuser

GRIN Verlag

Bibliografische Information der Deutschen Nationalbibliothek:

Die Deutsche Bibliothek verzeichnet diese Publikation in der Deutschen Nationalbibliografie; detaillierte bibliografische Daten sind im Internet über http://dnb.d-nb.de/ abrufbar.

Dieses Werk sowie alle darin enthaltenen einzelnen Beiträge und Abbildungen sind urheberrechtlich geschützt. Jede Verwertung, die nicht ausdrücklich vom Urheberrechtsschutz zugelassen ist, bedarf der vorherigen Zustimmung des Verlages. Das gilt insbesondere für Vervielfältigungen, Bearbeitungen, Übersetzungen, Mikroverfilmungen, Auswertungen durch Datenbanken und für die Einspeicherung und Verarbeitung in elektronische Systeme. Alle Rechte, auch die des auszugsweisen Nachdrucks, der fotomechanischen Wiedergabe (einschließlich Mikrokopie) sowie der Auswertung durch Datenbanken oder ähnliche Einrichtungen, vorbehalten.

Impressum:

Copyright © 2009 GRIN Verlag GmbH
Druck und Bindung: Books on Demand GmbH, Norderstedt Germany
ISBN: 978-3-656-08850-9

Dieses Buch bei GRIN:

http://www.grin.com/de/e-book/184199/finanzierung-der-ausbildungsstaetten-der-krankenhaeuser

GRIN - Your knowledge has value

Der GRIN Verlag publiziert seit 1998 wissenschaftliche Arbeiten von Studenten, Hochschullehrern und anderen Akademikern als eBook und gedrucktes Buch. Die Verlagswebsite www.grin.com ist die ideale Plattform zur Veröffentlichung von Hausarbeiten, Abschlussarbeiten, wissenschaftlichen Aufsätzen, Dissertationen und Fachbüchern.

Besuchen Sie uns im Internet:

http://www.grin.com/

http://www.facebook.com/grincom

http://www.twitter.com/grin_com

Seminararbeit
zum Thema:

Finanzierung der Ausbildungsstätten der Krankenhäuser

Veranstaltung: Anwendungen im Gesundheitswesen
Semester: SS 2008
Verfasser: Benjamin Vaupel

Abgabetag: 23.01.2009

Inhaltsverzeichnis

Inhaltsverzeichnis I
1   Einleitung 1
2   **Rechtliche Grundlagen** 2
   2.1   Gesetzliche Regelungen des § 17a KHG 2
   2.2   Gesetzliche Regelungen des § 2 KHG 3
3   **Die Finanzierung der Ausbildungsstätten** 7
   3.1   Die Kosten der Ausbildungsstätten 7
   3.2   Vereinbarung auf Bundesebene 8
   3.3   Vereinbarungen auf Landesebene 9
   3.4   Zuschläge zur Finanzierung von Ausbildungsstätten 10
   3.5   Die Erstattung der Mehrkosten der Ausbildungsvergütung .. 10
4   **Gründe und Ziele der Finanzierung der Ausbildungsstätten der Krankenhäuser** 11
5   **Zusammenfassung** 13
Literaturverzeichnis II

1 Einleitung

In diesem Referat werde ich mich mit der Finanzierung der Ausbildungsstätten der Krankenhäuser beschäftigen. Insbesondere gehe ich auf die Systematik der Abrechnung der Krankenhäuser mit den Landeskrankenhausgesellschaften im Rahmen der Finanzierung der Ausbildungsstätten ein.

Als erstes jedoch werde ich die Rechtlichen Grundlangen zur Finanzierung der Ausbildungsstätten der Krankenhäuser, welche im Krankenhausfinanzierungsgesetz erfasst sind, erläutern. Ich werde mich weiterhin mit der Frage auseinandersetzen, warum der Gesetzgeber diese rechtlichen Voraussetzungen erarbeitet und umgesetzt hat.

In diesem Zusammenhang werden die einzelnen Ausbildungsberufe im Krankenhaus vorgestellt und von den übrigen Ausbildungsberufen im Gesundheitswesen abgegrenzt.

Danach werden die einzelnen Kosten, welche bei der Ausbildung im Krankenhaus anfallen genannt und beschrieben. Es wird auf die einzelnen Akteure im Rahmen der Ausbildung im Krankenhaus eingegangen, und es werden die einzelnen Vereinbarungen der Akteure und ihre Auswirkungen erläutert. Des Weiteren wird kurz die Bildung der Budgets für die Ausbildung der ausbildenden Krankenhäuser eingegangen.

Weiterhin soll die Abrechnung der Krankenhäuer und die Bildung des Ausgleichfonds beschrieben werden, dabei wird auf die Bedeutung der Diagnosis Related Groups in diesem Zusammenhang eingegangen. Ich werde die Erstattung der Mehrkosten der Ausbildung und die dabei verwendete Berechnungsmethode detailliert beschreiben.

Es wird der Unterschied zwischen Ausbildung im ambulanten Bereich und im Krankenhaussektor verdeutlicht. Im Anschluss werden die Gründe für die vorher beschriebenen Methoden erläutert und die Ziele des Gesetzgebers im Rahmen der Ausbildung in den Krankenhäusern der Bundesrepublik Deutschland dargestellt.

2 Rechtliche Grundlagen

2.1 Gesetzliche Regelungen des § 17a KHG [1]

Im § 17a KHG ist geregelt, dass die Kosten der Ausbildung im Krankenhaus und die Mehrkosten der Ausbildungsvergütung durch Zuschläge zu finanzieren ist. Krankenhäuser sind nach Gesetz, "Einrichtungen, in denen durch ärztliche und pflegerische Hilfeleistung Krankheiten, Leiden oder Körperschäden festgestellt, geheilt oder gelindert werden sollen oder Geburtshilfe geleistet wird und in denen die zu versorgenden Personen untergebracht und verpflegt werden können"[2]. Das Gesetz schreibt weiterhin vor, dass eine Rahmenvereinbarung auf Bundesebene zwischen den Vertretern aller Krankenkassen und der Deutschen Krankenhausgesellschaft über die zu finanzierenden Kosten getroffen werden muss. Des Weiteren soll die Vereinbarung dann auch auf Landesebene durchgeführt werden. Im § 17a KHG ist auch die Verhandlung der ausbildenden Krankenhäuer mit den Landeskrankenhausgesellschaften geregelt, wobei ein Budget zur Finanzierung der Ausbildungsstätten vereinbart werden soll. Die ausbildenden Krankenhäuser stellen hierbei ihre Situation dar, indem sie den Anzahl der Ausbildungsplätze und die voraussichtlichen Kosten der Ausbildung und die Mehrkosten der Ausbildungsvergütung ausweisen. Wird die Deckung der Kosten der Ausbildungsstätten nicht durch das Ausbildungsbudget eines Jahres erreicht, so wird dies im Ausbildungsbudget des nächsten Jahres miteinbezogen.

Es ist auch die Schließung von Strukturverträgen geregelt, wobei ein Ausbau oder die Zusammenlegung sowie die Schließung von Ausbildungsstätten beschlossen werden kann, um wirtschaftliche Ausbildungsstrukturen zu erreichen. Die Sicherstellung der Ausbildung in einer Region muss gewährleistet sein, falls die Ausbildung in einer Region gefährdet sein sollte, sieht der Gesetzgeber einen höheren Finanzierungsbeitrag vor. Die Ausbildung in einer Region ist gefährdet, wenn die Entfernung und Fahrtzeiten zu anderen Ausbildungsstätten nicht zumutbar ist.

Die Vertreter der Sozialleistungsträger sowie die jeweilige Landeskrankenhausgesellschaft vereinbaren auf Landesebene die Höhe des Ausbildungszuschlags, welche in den Ausgleichsfonds eingezahlt werden. Der Ausbildungszuschlag wird auf jeden Be-

---

[1] Gesetz zur wirtschaftlichen Sicherung der Krankenhäuser und zur Regelung der Krankenhauspflegesätze (Krankenhausfinanzierungsgesetz - KHG)

[2] § 2 Nr. 1 KHG

handlungsfall im Krankenhaus angerechnet. Der Ausgleichfonds wird von der Landeskrankenhausgesellschaft errichtet und verwaltet. Die ausbildenden Krankenhäuser melden ihren Bedarf bei Landeskrankenhausgesellschaft an. Von allen behandelten Patienten oder deren Sozialleistungsträgern wird der Ausbildungszuschlag eingezogen, sowohl von ausbildenden und nicht ausbildenden Krankenhäusern. Die Ausbildungszuschläge müssen von allen Krankenhäusern in den Ausbildungsfonds eingezahlt werden. Soweit eine individuelle Regelung zwischen ausbildenden Krankenhaus und Landeskrankenhausgesellschaft bezüglich der Höhe der in Rechnung zu stellenden Ausbildungszuschläge getroffen wurde, und es dabei zu einem Erlös kommt, kann das betreffende Krankenhaus diesen einbehalten. Weiterhin ist in § 17 a KHG die zweckgebundene Verwendung des Ausbildungsbudgets vorgeschrieben. Kommt eine Vereinbarung zur Bildung eines Ausgleichfonds nicht zu Stande, besteht die Möglichkeit ein Schiedsgericht zu beauftragen.

2.2 Gesetzliche Regelungen des § 2 KHG [3,4,5,6]

Im § 2 KHG sind die staatlich anerkannten Ausbildungsberufe im Krankenhaus des deutschen Gesundheitswesens aufgenommen.
Dazu zählen

1. Ergotherapeut, Ergotherapeutin

begleiten, unterstützten und befähigen Menschen, die in ihren alltäglichen Fähigkeiten eingeschränkt oder von Einschränkungen bedroht sind. Diesen Menschen soll es ermöglicht werden, für sie bedeutungsvolle Betätigungen in den Bereichen Selbstversorgung, Produktivität und Freizeit in ihrer Umwelt durchführen zu können. Ziel der Ergotherapie ist es, Betätigung zu erreichen. Gleichzeitig wird Betätigung als therapeutisches Medium eingesetzt. Krankheitsbilder in der Ergotherapie sind Erkrankungen des Stütz – und Bewegungssystems, des Nervensystems und psychische Störungen.

---

[3] Gesetz zur wirtschaftlichen Sicherung der Krankenhäuser und zur Regelung der Krankenhauspflegesätze (Krankenhausfinanzierungsgesetz - KHG)
[4] http://www.caritas-soziale-berufe.de
[5] http://www.buzer.de/gesetz/6105/a84236.htm
[6] http://infobub.arbeitsagentur.de/berufe/

2. Diätassistent, Diätassistentin

beraten in Fragen der Ernährung, der Auswahl geeigneter Diätkost, der Berechnung von Nährstoff-, Mineralstoff- und Vitamingehalt der Speisen und der Überwachung von deren Zubereitung. Diätassistenten beraten Patienten und gegebenenfalls auch deren Angehörige über die praktische Durchführung von ärztlich verordneten Diäten, begleiten sie nach Möglichkeit über die gesamte Diätzeit und entwickeln gemeinsam mit ihnen ein individuelles Langzeitdiätprogramm. Weitere Aufgabengebiete sind Präventionsprogramme rund um die gesunde Ernährung, die Durchführung klinischer Studien oder die Betreuung künstlich ernährter Patienten.

3. Hebamme, Entbindungshelfer

muss in der Lage sein, Frauen während Schwangerschaft, Geburt und Wochenbett zu überwachen, zu betreuen und zu beraten. Dies alles beinhaltet Vorsorgemaßnahmen, das Erkennen von Regelwidrigkeiten bei Mutter und Kind, bei Bedarf die Hinzuziehung medizinischer Unterstützung sowie die Durchführung von Notfallmaßnahmen, wenn medizinische Hilfe fehlt. Die Hebamme hat eine wichtige Aufgabe bei der Gesundheitsberatung nicht nur der Frauen, sondern auch in der Familie und in der Gemeinde. Die Arbeit beinhaltet neben der Vorbereitung auf Geburt und Elternschaft außerdem bestimmte Gebiete der Gynäkologie, der Familienplanung und der Säuglingspflege.

4. Krankengymnast, Krankengymnastin, Physiotherapeut, Physiotherapeutin

zu den Aufgaben gehört die Behandlung von Störungen des Bewegungssystems, Funktionsstörungen der inneren Organe, Störungen der Bewegungsentwicklung und Bewegungssteuerung sowie Störungen im Bereich Erleben und Verhalten. Aufgrund des permanenten Zuwachses an Heilwissen und Behandlungsalternativen sind die Lehrfächer und das Lernpensum heute sehr umfangreich. Letztendlich dient dies den Patienten, denen dadurch eine große Auswahl an Behandlungsmethoden zur Verfügung steht, die ihnen mehrere Wege zu einem individuell befriedigenden Heilerfolg ermöglichen.

5. Gesundheits- und Krankenpflegerin, Gesundheits- und Krankenpfleger

pflegen und betreuen Pflegebedürftige rund um die Uhr und führen Maßnahmen der Grund- und Behandlungspflege durch. Sie waschen und betten Pflegebedürftige, wechseln ihnen Verbände oder verabreichen ihnen Medikamente auf ärztliche Anordnung. Sie assistieren den Ärzten bei diagnostischen und therapeutischen Maßnahmen, leisten Erste Hilfe und begleiten Sterbende.

6. Gesundheits- und Kinderkrankenpflegerin, Gesundheits- und Kinderkrankenpfleger

versorgen und pflegen eigenverantwortlich kranke und pflegebedürftige Säuglinge, Kinder und Jugendliche. Zusätzlich führen sie ärztlich veranlasste Maßnahmen durch, assistieren bei Visiten, Untersuchungen, Behandlungen, Operationen und dokumentieren den Pflegeprozess. Auch die psychologische Betreuung der jungen Patienten gehört zu den Aufgaben von Gesundheits- und Kinderkrankenpflegern. Sie trösten zum Beispiel Kinder bei Angst und Schmerzen oder leiten sie zum Spiel an. Sie halten Kontakt zu den Eltern und erledigen Verwaltungsaufgaben.

7. Krankenpflegehelferin, Krankenpflegehelfer

arbeitet im professionellen Pflegeteam und assistiert dem Gesundheits- und Krankenpfleger bei dessen Aufgaben (z. B. Krankenbeobachtung, Verbandswechsel), übernimmt aber auch Pflegetätigkeiten in Eigenverantwortung bzw. in Absprache mit dreijährig ausgebildetem Pflegepersonal. Krankenpflegehelfer sind u. a. für das Umlagern, Hilfe bei der Nahrungsaufnahme, Toilettengang, Patientenbegleitung, Kontrolle von Blutdruck, Puls und Temperatur, Körperpflege, Richten der Betten, Schreibarbeiten und Hygiene zuständig. Die Ausbildungsdauer beträgt nur ein Jahr.

8. medizinisch-technischer Laboratoriumsassistent, medizinisch-technische Laboratoriumsassistentin

führen Laboruntersuchungen durch und assistieren Ärzten bei der Entnahme von Proben. Die Untersuchungen dienen der Krankheitsvorsorge, -erkennung oder -behandlung für von Patienten. Die von ihnen erstellten chemischen und medizinischen Analysen bilden die Grundlage für die ärztliche Diagnose.Medizinisch-technische Laboratoriumsassistentinnen und -assistenten untersuchen unter anderem mit Reagenzgläsern, Mikroskopen, Fotometer oder Zentrifugen.

Mit diesen Arbeitsgeräten analysieren sie Blut, Körperflüssigkeiten, Ausscheidungen und Gewebe auf Beschaffenheit und Krankheitserreger. Weitere Aufgaben sind Tests und Messungen an Proben durchführen, Verlauf und Ergebnisse kontrollieren und dokumentieren, Geräte und Instrumente reinigen und sterilisieren.

9. medizinisch-technischer Radiologieassistent, medizinisch-technische Radiologieassistentin,

sind in den Bereichen radiologische Diagnostik und anderen Bild gebenden Verfahren, Nuklearmedizin sowie Strahlentherapie tätig. Zu ihren Aufgaben gehören unter anderem, Röntgenaufnahmen des menschlichen Körpers erstellen, Bestrahlungen vorbereiten und durchführen, Anlagen und Apparate einstellen und bedienen, Sicherheitsvorkehrungen treffen und Untersuchung dokumentieren und archivieren.

10. Logopäde, Logopädin

untersuchen und beraten Patienten, die unter Stimm-, Sprach-, Sprech- oder Schluckstörungen leiden. Auf der Basis einer ärztlichen Verordnung setzen sie therapeutische Maßnahmen ein. Dabei geht es unter anderem um die Beseitigung von Problemen der Sprachentwicklung und des Redeflusses. In der Praxis spezialisieren sich Logopädinnen und Logopäden oft auf einzelne Störungen. Auch die Behandlung von kehlkopfoperierten Menschen gehört zu ihrem Aufgabengebiet. Außerdem beraten sie Patienten und deren Angehörige, entwickeln selbstständig therapeutische Behandlungskonzepte und führen diese durch.

11. Orthoptist, Orthoptistin

sind Fachkräfte der Augenheilkunde, die bei der Prävention, Untersuchung und Behandlung von Sehstörungen mitwirken. Im Auftrag von Augenärzten führen Orthoptisten, Orthoptistinen eigenständig Untersuchungen durch. Bei neuen Patienten nehmen sie als erstes die medizinische Vorgeschichte auf, d.h. klären die Dauer der Sehstörung, mögliche Ursachen (z.B. Unfall, Krankheit), erbliche Vorbelastung und ähnliches ab. Bei de Untersuchungen überprüfen sie mit diversen Apparaturen verschiedene Faktoren wie Sehschärfe, Augenstellung und -beweglichkeit, Schielwinkel, Zusammenarbeit der Augen, Gesichtsfeld und Farbsinn.

12. medizinisch-technischer Assistent für Funktionsdiagnostik, medizinisch-technische Assistentin für Funktionsdiagnostik,

untersuchen Patienten nach ärztlichen Anweisungen mithilfe medizinischer Geräte und messen z.B. Hörfähigkeit, Gleichgewichtssinn, Herz- oder Hirnströme und Lungenfunktion. Sie wenden hoch technisierte Untersuchungsverfahren zur Erfassung oder Objektivierung von Funktionsstörungen auf den Gebieten Neurophysiologie, Audiologie, HNO, Kardiologie und Pneumologie an. Des Weiteren zählen Ergebniserstellung, Qualitäts- und Plausibilitätskontrolle und Technische Mitwirkung im Rahmen der chirurgischen und invasiven Funktionsdiagnostik zu ihren Aufgaben.

Es ist zu beachten, dass im § 2 andere Berufe die im Krankenhaus ausgebildet werden, also zum Beispiel die Ausbildung von Ärzten oder Gesundheitskaufleuten, nicht aufgeführt werden. Die Finanzierung dieser Ausbildungen werden somit auch nicht vom § 17 KHG abgedeckt. Die Ausbildung zum Operations-Technischen Assistenten ist auch noch nicht im § 2 aufgenommen worden. Dies ist ein neuer Ausbildungsberuf, welcher im Krankenhaus gelehrt werden soll.

3 Die Finanzierung der Ausbildungsstätten

3.1 Die Kosten der Ausbildungsstätten [7,8]

Die Kosten für den Betrieb von Ausbildungsstätten lassen sich in vier Kostenartengruppen unterscheiden: Aufwendungen für den theoretischen und praktischen Unterricht, Aufwendungen für die Praktische Ausbildung, Sachaufwand der Ausbildungsstätte und Gemeinkosten.

Zu den Aufwendungen für den theoretischen und praktischen Unterricht zählen hauptberufliches Lehrpersonal, also die Schulleitung und hauptamtliche Lehrkräfte, sowie nebenamtliche Lehrkräfte.

Als Aufwendungen für die Praktische Ausbildung zählen die Praktische Anleitung durch Praxisleiter, Arbeitsausfallkosten für die Teilnahme an Weiterbildung und Qualifikation zum Praxisanleiter sowie Kosten der Auszubildenden während Praxiseinsätzen außer Vergütung.

Zum Allgemeinen Sachaufwand zählt man die Aufwendungen für Lehr- und Arbeitsmaterialien, Lernmittel für Auszubildende und Lehrpersonal, Reisekosten und Gebühren für Studienfahrten, Seminaren, Tagungen. Weiterhin sind Büro und Schulbedarf, Porto, Telefon, Fax, Rundfunk- und Fernsehgebühren, Anwendungssoftware, Kosten für Prüfungen und Klausuren, Raum und Geschäftsausstattung, Aufwendungen für Qualitätssicherung, Evaluation und Zertifizierung als Allgemeine Sachaufwendungen zu bezeichnen. Neben den sonstigen Kosten für Ausbildungsstätten zählen auch Beratungs-

---

[7] http://www.nkgev.de/download/NKG_Aufstellungen_Krankenhauses_Jahresabschlusspruefers_2007.pdf

[8] http://www.nkgev.de/html/ausbildung.php

kosten, Abschlusskosten und Prüfungskosten und die Personalbeschaffungskosten zu den Sachaufwendungen der Ausbildungsstätte. Die Aufwendungen für den theoretischen und praktischen Unterricht, die praktische Ausbildung und der Sachaufwand der Ausbildungsstätte sind direkt zurechenbare Kosten. Die Gemeinkosten aus Kostenstellen der nichtmedizinischen Infrastruktur können anteilig einbezogen werden, und gelten somit als Kosten der Ausbildungsstätten. Gemeinkosten sind in diesem Zusammenhang der sonstige Personalaufwand sowie Personalaufwand der zentralen Verwaltung und sonstiger zentraler Dienste, dazu zählen Sekretariat, Personalabteilung, Wirtschaftsabteilung, Technischer Dienst, Werkstätten, Hausmeister, Reinigungsdienst und andere. Zu den Gemeinkosten zählen auch die Betriebskosten des Schulgebäudes und anteilig die Betriebskosten von Gebäuden in denen einzelne Räume zur Ausbildung genutzt werden. Als Betriebskosten werden erfasst Wasser, Abwasser, Wirtschaftsbedarf, Steuern und Abgaben, Instandhaltung und Unterhalt der Außenanlagen, Versicherung, Gebrauchsgüter sowie Mietnebenkosten für Ausbildungsräume.

Man unterscheidet die Gesamtkosten der Ausbildungsstätten auch in Personal- und Sachkosten.

Zu den Personalkosten zählen Gehälter, Löhne und Vergütungen des Personals der Ausbildungsstätten. Zum Personal zählen die Schulleitung, die hauptberuflichen Lehrkräfte, Praxisanleiter, Sekretariatsangestellte und andere. Nicht als Personalkosten zählen die Ausbildungsvergütungen, sie werden als Mehrkosten der Ausbildungsvergütungen erfasst.

Als Sachkosten werden die Betriebskosten, die Kosten für nebenberufliche Lehrkräfte, Prüfungskosten, Lehrmaterial, Raum- und Geschäftsausstattung, Lernmittel, Verwaltungskosten und die Praxisanleitung der Auszubildenden. Bei den Sachkosten ist zu beachten das Investitionskosten und kalkulatorische Kosten für die Ausbildungsstätte und auch die Kosten für Miete von Räumen oder Gegenständen nicht berücksichtigt werden.

3.2 Vereinbarung auf Bundesebene [9]

Wie in § 17 KHG festgelegt, schließen die Vertreter der Sozialleistungsträger, dazu zählend in diesem Fall die Spitzenverbände der Gesetzlichen Krankenversicherungen

---

[9] http://www.aok-gesundheitspartner.de/imperia/md/content/gesundheitspartner/bund/krankenhaus/budgetverhandlungen/rahmenvereinbarung_17a_khg_2008.pdf

und der Verband der Privaten Krankenversicherungen, und der Deutschen Krankenhausgesellschaft auf Bundesebene eine Rahmenvereinbarung bezüglich der sachgerechten Finanzierung der Ausbildungsstätten und der Mehrkosten der Ausbildungsvergütung. Des Weiteren werden die zu finanzierenden Tatbestände und ein Kalkulationsschema festgelegt.

3.3 Vereinbarungen auf Landesebene [10]

Auf Landesebene werden Vereinbarungen zwischen der jeweiligen Landeskrankenhausgesellschaft und dem Krankenhausträgern beschlossen. Die auf Bundesebene beschlossenen Vereinbarungen sollen auf Landesebene durchgeführt werden. Mit dem Ziel, eine Benachteiligung ausbildender Krankenhäuser im Wettbewerb mit nicht ausbildenden Krankenhäusern zu vermeiden, vereinbaren die Landesverbände der Krankenkassen und die Vertreter der privaten Krankenversicherung gemeinsam mit der Landeskrankenhausgesellschaft, auf der Grundlage des § 17 a Krankenhausfinanzierungsgesetz einen Ausgleichsfonds. Der Ausgleichsfonds wird von der Landeskrankenhausgesellschaft errichtet und verwaltet. Über diesen Ausgleichsfonds sind die Kosten der Ausbildungsstätten und die Mehrkosten der Ausbildungsvergütungen zu finanzieren, soweit diese Kosten pflegesatzfähig und nicht nach anderen Vorschriften aufzubringen sind. Es wird das Ausbildungsbudget für ein Jahr einer Ausbildungsstätte verhandelt. Dabei stellt das ausbildende Krankenhaus seine Situation dar. Das ausbildende Krankenhaus veranschlagt die voraussichtlichen Kosten für die Ausbildung, dabei müssen die Ausbildungsberufe und Anzahl der Auszubildenden für die Periode genannt werden. Die Landeskrankenhausgesellschaft entscheidet dann welches Budget dem ausbildenden Krankenhaus zusteht.

Die voraussichtlichen Ausbildungsbudgets der ausbildenden Krankenhäuser sollten grundsätzlich die Höhe des Ausgleichsfonds bilden. Dieser wird über einen auf Landesebene vereinbarten Ausbildungszuschlag finanziert, den alle Krankenhäuser erheben und an den Ausgleichsfonds abführen. Die Landeskrankenhausgesellschaft zahlt dann aus dem Ausgleichsfonds an die ausbildenden Krankenhäuser deren eingerechnetes Ausbildungsbudget in monatlichen Raten aus.

---

[10] http://www.bkg-online.de/angegliederte-institutionen/ausgleichsfonds/
finanzierung-von-ausbildungsstaetten-und-ausbildungsverguetungen

3.4 Zuschläge zur Finanzierung von Ausbildungsstätten [11]

Im Rahmen der Vergütung im Krankenhaus nach dem DRG System, werden Zuschläge zur Finanzierung von Ausbildungsstätten je teil- und vollstationären Fall einbehalten. Die Höhe des Zuschlags wird von den Krankenhausträgern und der jeweiligen Landeskrankenhausgesellschaft verhandelt. Es soll eine pauschalisierte Vergütung ermöglicht werden. Zurzeit werden Zuschläge in Höhe von 70 Euro bis 90 Euro je behandelten Fall einbehalten. Die Ermittlung der pauschalen Zuschläge orientiert sich an den Fallzahlen des Krankenhauses. Der Zuschlag wird von allen Krankenhäusern, unabhängig davon, ob sie ausbilden oder nicht ausbilden, erhoben.

3.5 Die Erstattung der Mehrkosten der Ausbildungsvergütung [12]

Die Mehrkosten der Ausbildungsvergütungen sind die Kosten, die über die Kosten der anzurechnenden voll beschäftigten, ausgebildeten Pflegepersonen hinausgehen. Generell ist zu erwähnen, dass die produktive Leistung der Auszubildenden, welche durch die DRG´s vergütet wird, die Ausbildungsvergütung nur zum Teil deckt. Die Mehrkosten der Ausbildungsvergütung werden durch die folgende Formel ermittelt.

Summe der gezahlten Vergütungen für Auszubildende
./.
Durchschnittliche Kosten einer examinierten Vollkraft im entsprechenden Beruf
*
Anzahl der Auszubildenden ./. Anrechnungsverhältnis im jeweiligen Beruf
=
Über Ausbildungsbudget zu finanzierende Mehrkosten der Ausbildungsvergütung

Das Anrechnungsverhältnis beträgt nach Gesetz 9,5 : 1 für Ausbildungsberufe im Krankenhaus. Für den Ausbildungsberuf Krankenpflegehelfer gilt das Anrechnungsverhältnis 6 : 1. Diese Mehrkosten werden in das Ausbildungsbudget aufgenommen.

---

[11] www.dkgev.de/media/file/2604.Muster-AVB_DRG-Entgelttarif-2004_16-12-03.doc
[12] http://www.nkgev.de/html/ausbildung.php

4 Gründe und Ziele der Finanzierung der Ausbildungsstätten der Krankenhäuser [13,14]

Nach der Einführung des Diagnosis Related Groups, wurde die Finanzierung der Ausbildungsstätten der Krankenhäuser geändert. Die Einzahlung von Zuschlägen zur Finanzierung der Ausbildungsstätten auf die Abrechnung jedes teil – und vollstationären Behandlungsfall durch jedes behandelnde Krankenhaus wurde als geradewegs revolutionär angesehen. Durch diese Art der Finanzierung sollte eine wettbewerbsneutrale Finanzierung der Ausbildungsstätten gewährleistet werden. In den letzten Jahren wurde der Rückgang des Ausbildungsplatzangebotes durch die Krankenhäuser mit Finanzierungsproblemen begründet. Dies soll durch die Finanzierung durch Zuschläge verhindert werden. Die Sicherstellung der Ausbildung ist ein Ziel des Gesetzgebers, denn die Krankenhäuser klagen seit längerem über Fachkräftemangel. Doch gerade Krankenhäuser benötigen qualifizierte und spezialisierte Mitarbeiter.

Der Gesetzgeber hat das Ziel die Ausbildung flächendeckend sicher zu stellen. Die Ausbildung in einer Region darf nicht gefährdet werden. Der Gesetzgeber erlaubt daher in Ausnahmefällen höhere Finanzierungsbeiträge.

Jedoch liegt auch die kosteneffiziente Finanzierung der Ausbildung im Krankenhaus im Interesse des Gesetzgebers. Steigende Kosten im Gesundheitswesen, sowie die derzeitige Altersstruktur in der Bundesrepublik Deutschland haben zu erhöhten Krankenkassenbeiträgen geführt. Um Sicher zu stellen, dass die Mittel die zur Ausbildung zur Verfügung gestellt werden auch dafür genutzt werden, sind die ausbildenden Krankenhäuser verpflichtet einen unabhängigen Jahresabschlussprüfer bestellen, welcher die Verwendung der Mittel prüfen und als korrekt bestätigen muss.

Die Förderung der Ausbildung unterscheidet sich im ambulanten Sektor stark von der Vorgehensweise im Krankenhausbereich. Im ambulanten Bereich finanziert der Staat die Ausbildung im Rahmen des Dualen Schulsystems, während die Ausbildung im Krankenhausbereich indirekt gefördert wird.

---

[13] http://nds-bremen.verdi.de/branchen_und_berufe/
fachbereich_3_gesundheit_soziale_dienste_wohlfahrt_und_kirchen/jugend_und_ausbildung/
pdf_fuer_jugend_und_ausbildung/data/zuviel_ausbildung_und_zu_teuer
[14] http://www.dkgev.de/media/file/5343.Vergleich-Grunddaten_2006-2007.pdf

Finanzierung der Ausbildungsstätten der Krankenhäuser

Jahr	Beschäftigte gesamt	Ärzte	nichtärztliches Personal
2000	834.585	108.696	725.889
2001	832.531	110.152	722.379
2002	833.541	112.763	720.778
2003	823.939	114.105	709.834
2004	805.988	117.681	688.307
2005	796.098	121.610	674.488
2006	791.915	123.715	668.200
2007	792.299	126.000	666.299

Eigene Grafik, Daten aus Quelle:
http://www.dkgev.de/media/file/5431.Foliensatz_Krankenhausstatistik_20090108.pdf

In der oben stehenden Grafik lässt sich deutlich der Wegfall von Stellen im nichtärztlichen Bereich erkennen, dagegen steigt die Anzahl der Arztstellen im Krankenhaus stetig. Der Rückgang von nichtärztlichem Personal steht im Widerspruch zu den gestiegenen Behandlungsfällen pro Jahr in den Krankenhäusern. Es wird deutlich, dass viele Krankenhäuser im Bereich der Pflegekräfte zu sparen versuchen, da sie unter Kostendruck geraten.

Der Gesetzgeber hat durch die Einführung von Ausgleichfonds, in die auch die nicht ausbildenden Krankenhäuser einzahlen müssen, versucht Anreize zum Ausbildungsplatzabbau zu beseitigen und Benachteiligungen für ausbildende Einrichtungen zu vermeiden.

5 Zusammenfassung

In dem Kapitel „Rechtliche Grundlagen" ist in diesem Referat auf die Gesetzlichen Regelungen der Paragraphen 2 und 17 des Krankenhausfinanzierungsgesetzes eingegangen. Es wurden die Rahmenbedingungen der Finanzierung der Ausbildungsstätten, welche der Gesetzgeber im § 17 KHG vorgibt, erläutert. Anschließend sind die Ausbildungsberufe im Krankenhausbereich, die der Gesetzgeber in § 2 KHG definiert, genannt und kurz beschrieben worden. Danach sollte die Finanzierung der Ausbildungsstätten dargestellt werden. Als erstes wurden in diesem Zusammenhang die zu kalkulierenden Kosten der Ausbildung detailliert erklärt. Weiterhin wurden die Vereinbarungen auf Bundesebene und Landesebene, die im Rahmen der Finanzierung der Ausbildungsstätten von den verschiedenen Akteuren getroffen werden müssen, beschrieben. In den folgenden Unterkapiteln wurden die Zuschläge zur Finanzierung der Ausbildungsstätte sowie die Erstattung der Mehrkosten der Ausbildungsvergütung dargestellt. Hierbei wurde die Systematik der Ermittlung der jeweiligen Beträge beschrieben. Darauf folgend wurden die Gründe und Ziele der Finanzierung der Ausbildungsstätten der Krankenhäuser erläutert. Hierbei wurde auf das Ziel der flächendeckenden und kostengünstigen Finanzierung der Ausbildungsstätten der Krankenhäuser eingegangen sowie auf das Interesse des Gesetzgebers an einer wettbewerbsneutrale Finanzierung der Ausbildungsstätten. Zum Schluss wurde anhand einer Statistik die derzeitige, sich verändernde, Personalsituation an deutschen Krankenhäusern erläutert.

Literaturverzeichnis

http://www.caritas-soziale-berufe.de

http://www.buzer.de/gesetz/6105/a84236.htm

http://infobub.arbeitsagentur.de/berufe/

http://www.nkgev.de/download/NKG_Aufstellungen_Krankenhauses_Jahresabschlusspruefers_2007.pdf

http://www.nkgev.de/html/ausbildung.php

http://www.aok-gesundheitspartner.de/imperia/md/content/gesundheitspartner/bund/krankenhaus/budgetverhandlungen/rahmenvereinbarung_17a_khg_2008.pdf

http://www.bkg-online.de/angegliederte-institutionen/ausgleichsfonds/finanzierung-von-ausbildungsstaetten-und-ausbildungsverguetungen

www.dkgev.de/media/file/2604.Muster-AVB_DRG-Entgelttarif-2004_16-12-03.doc

http://www.dkgev.de/media/file/5431.Foliensatz_Krankenhausstatistik_20090108.pdf

http://nds-bremen.verdi.de/branchen_und_berufe/fachbereich_3_gesundheit_soziale_dienste_wohlfahrt_und_kirchen/jugend_und_ausbildung/ pdf_fuer_jugend_und_ausbildung/ data/zuviel_ausbildung_und_zu_teuer

http://www.dkgev.de/media/file/5343.Vergleich-Grunddaten_2006-2007.pdf

„Stichwort: Gesundheitswesen. Ein Lexikon für Einsteiger und Insider" von Stephanie Becker-Berke und Birgit Lautwein-Reinhard,
3. Auflage 2007 Bonn

Gesetz zur wirtschaftlichen Sicherung der Krankenhäuser und zur Regelung der Krankenhauspflegesätze (Krankenhausfinanzierungsgesetz - KHG)